AF312122

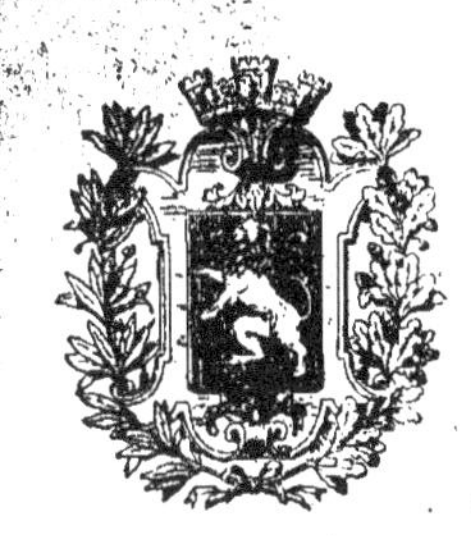

DOCUMENTS DE CRIMINOLOGIE
ET DE MÉDECINE LÉGALE

DES COEFFICIENTS D'IDENTITÉ

DE LA

GRAISSE HUMAINE

AUX DIVERS AGES DE LA VIE

SPÉCIALEMENT AU POINT DE VUE MÉDICO-LÉGAL

PAR

P. DAYET

PHARMACIEN DE 1re CLASSE

ÉDITEURS

A. STORCK | G. MASSON
LYON | PARIS

1895

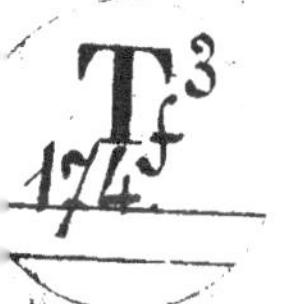

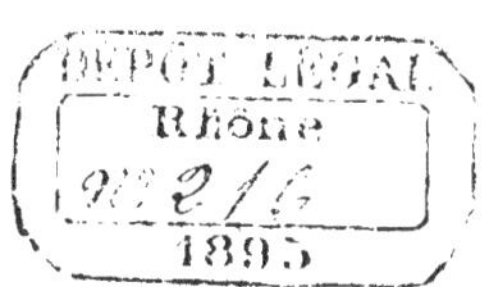

DES COEFFICIENTS D'IDENTITÉ

DE LA

GRAISSE HUMAINE

AUX DIVERS AGES DE LA VIE

SPÉCIALEMENT AU POINT DE VUE MÉDICO-LÉGAL

PAR

P. DAYET

PHARMACIEN DE 1re CLASSE

ÉDITEURS

A. STORCK | G. MASSON
LYON   PARIS

1895

INTRODUCTION

Le présent travail n'est qu'un paragraphe isolé d'un grand chapitre de médecine légale, *les preuves d'identité*, dont la description, très négligée autrefois, est poursuivie dans le laboratoire de M. le professeur Lacassagne méthodiquement et sans relâche depuis quelque quinze ans.

C'est une pierre nouvelle que nous voulons apporter à cet édifice déjà élevé, construit sous la direction du maître par les ouvriers de la première heure tels que : MM. Florence pour les taches de sang; Rollet pour la détermination de la taille par la mensuration des os longs; Florence et Coutagne pour les empreintes: Merciolle pour la dentition; Tourtarel pour l'étude du squelette; Vialette pour les cicatrices; Villebrun pour les ongles: Forgeot, Frécon, etc. qui ont poursuivi le même but.

L'étude d'une question aussi complexe que celle de l'identification de la graisse humaine est une tâche des plus ardues mais qui prend une importance considérable parce qu'elle peut servir à composer le faisceau de preuves qui constitue une certitude médico-légale.

Si la reconnaissance d'une tache de sang, de sperme, a pu permettre la reconstitution de crimes célèbres: si des chimistes dans un grand nombre de causes retentissantes ont pu déceler, même longtemps après la mort, l'agent toxique qui avait servi à empoisonner la victime et le mettre pour ainsi dire sous les yeux des jurés appelés à connaître de l'affaire, il s'est trouvé des cas où le seul vestige du crime était un peu de graisse.

Ici l'assassin, comme Ménesclou, comme le gardien de la paix Prévot, a dépecé sa victime et en a jeté les débris dans les égouts. Les muscles, la peau se sont altérés, sont devenus méconnaissables, mais la graisse, principe chimique résistant, persiste encore et pourra tout dévoiler.

Là, la victime a été enfouie par morceaux dans le sol ou a été incinérée. La graisse, en trop grande quantité pour brûler entièrement, s'est fondue et s'est écoulée de toute part dans les fissures du four et s'est fixée dans les cendres.

Dans une affaire qui s'est déroulée aux environs de Saint-Etienne, il y a environ cinq ans, un nommé Boyer avait été inculpé d'avoir tué sa femme et de l'avoir brûlée pour la faire disparaître. Les magistrats enquêteurs constatèrent sur la sole du four une large tache graisseuse. Cette tache semblait avoir été produite par la combustion du corps d'un être humain ou d'un animal de taille moyenne.

L'accusé prétendit qu'il avait souvent fait cuire de la viande dans son four et que la graisse provenait de cette cuisson.

L'affaire ne put pas comporter de suite.

Enfin il peut quelquefois rester de la graisse sur les instruments qui ont servi à effectuer le crime (affaire Pel) ou sur les tables de dépeçage, sur les vêtements, sur les chaussures de l'assassin, sur le parquet même.

Jusqu'ici, les débris graisseux trouvés par l'Instrution n'ont pas été utilisés et n'ont pas pu l'être parce que le méthodes usitées ne permettaient aucunement de préciser leur nature avec la rigueur scientifique qui est indispensable en justice. Il était impossible de déterminer la nature des corps gras, de les séparer par un signe certain des graisses communes et, en l'espèce, de répondre victorieusement à un accusé, professionnel de la scie et du couteau, tel qu'un boucher ou un charcutier, arguant de son état pour affirmer que l'on est en présence de graisse d'animaux qu'il a sacrifiés. Ainsi dans l'affaire Pel, MM. Brouardel et L'Hote, les experts si autorisés, n'ont pu tirer aucun parti d'un corps gras signalé par l'Instruction. En effet nous lisons :

> « *Examen d'une scie et d'un torchon*
> « *Scellés du 10 octobre 1881*

« Scellé N° 10. Préfecture de police, etc. : une scie couverte de taches paraissant être du sang et d'une subtance graisseuse. »

MM. Brouardel et L'Hote, après avoir reconnu et affirmé à la suite de leurs expériences chimiques et microscopiques que ces taches présentent les caractères du sang de mammifère, se bornent à dire que la substance graisseuse n'est pas de la graisse puisque chauffée dans un tube, elle ne fond pas et qu'à une température plus élevée, elle se carbonise en dégageant des produits ammoniacaux et empyreumatiques *analogues* à ceux qui se dégagent lorsqu'on chauffe une matière azotée, « fibrine, albumine, etc., etc. »

L'identification des corps gras a fait en ces dernières années, grâce à des méthodes toutes nouvelles, d'incontestables progrès dus aux travaux de Hehner, Dalican, Reichert-Meissl, Duclaux, Hübl, Kœttstorfer, Cailletet, etc., etc. Nous avons cru devoir rechercher si ces méthodes pouvaient pratiquement être applicables aux expertises médico-légales et si on pouvait arriver à affirmer en honneur et conscience qu'un fragment de substance grasse trouvé est bien certainement d'origine humaine ou bien, au contraire, s'il appartient à une quelconque du nombre infini des graisses tirées du règne animal ou végétal.

Avant d'aborder notre sujet, nous éprouvons une vive satisfaction à rendre hommage à la courtoisie et à l'amabilité de M. le professeur Lacassagne, à le remercier de sa bienveillance et du grand honneur qu'il nous fait en acceptant la présidence de notre thèse.

Nous ne saurions oublier la sollicitude que nous a témoignée M. le professeur Florence en mettant à notre disposition son laboratoire et, qui mieux est, sa haute compétence et ses conseils éclairés. Il voudra bien nous excuser de l'avoir mis si souvent à contribution.

Que M. le professeur agrégé Didelot veuille bien accepter nos plus vifs remercîments pour l'extrême bonne grâce avec laquelle il a bien voulu se charger des manipulations physiques de notre travail, manipulations dont quelques-unes nous eussent bien embarrassés.

J'aurai fini lorsque j'aurai remercié très chaleureusement M. Raoust, préparateur du laboratoire de Matières médicales, pour le concours précieux qu'il nous a apporté en prenant sa grande part des très nombreuses opérations que nous a nécessitées cette étude. Sa collaboration en garantit en quelque sorte l'absolue sincérité et je suis heureux de lui en témoigner ici ma reconnaissance.

CHAPITRE PREMIER

Historique

On a voulu à tort ou à raison établir une distinction entre les corps gras et les substances grasses. Sans en vouloir discuter le bien fondé, nous dirons que les corps gras sont des *principes chimiques définis :* les triglycérides des acides les plus élevés de la série saturée (série grasse) c'est-à-dire des éthers de la glycérine avec ces acides ou ceux de la série voisine non saturée.

Les substances grasses sont des produits naturels complexes retirés du règne végétal ou animal et dont la base essentielle est formée précisément de ces *corps gras* additionnés de substances diverses appartenant à des fonctions chimiques variées, comme les acides isolés, les acides gras non saponifiés, les cholestérines, les cires, les principes aromatiques.

Chevreul assimila le premier les corps gras à des éthers où la glycérine jouait le rôle d'alcool et, d'après cette manière de voir, les substances grasses, ou mieux les graisses, seraient formées de trois éthers : l'oléine, la margarine et la stéarine.

Ces vues furent confirmées plus tard par Berthelot qui réalisa la synthèse de l'oléine, de la stéarine et de la margarine en combinant directement la glycérine avec les acides gras.

Nous trouvons dans l'ouvrage de de Fontenelle et Malepeyre, revu par Dalican, les procédés de séparation des principes immédiats des huiles et des graisses.

L'*oléine*, produit le plus liquide des huiles et des graisses, est incolore, inodore, possède une saveur douceâtre lorsqu'elle est récente. Son poids spécifique n'est pas identique dans toutes les graisses. Celle de l'homme, du bœuf, du mouton, du porc, du jaguar a une densité $= 0,915$ environ, celle de l'oie $= 0,829$. Elle est insoluble dans l'eau, soluble dans trente et une fois son poids d'alcool à 0,816, sans action sur le tournesol. Fluide à 4° au-dessous de 0, elle forme une masse cristallisée en aiguilles à $-$ 6 ou $-$ 7°.

Sous l'influence des alcalis et l'action de la chaleur, l'oléine se convertit en glycérine et en acide oléique qui forme avec ces alcalis des savons, mous avec la potasse, durs avec la soude.

L'acide oléique s'obtient en traitant l'oléate de potasse, purifié au moyen de l'alcool, par l'acide tartrique. C'est un liquide huileux, incolore, ayant une odeur et une saveur rances et se prenant en masse aiguillée à quelques degrés au-dessous de 0. Sa solubilité en toutes proportions dans l'alcool permet de le séparer des acides margarique et stéarique.

L'oléine forme, comme nous l'avons dit, les parties liquides des graisses. Jusqu'à ces derniers temps, et telle était l'opinion des auteurs que nous citons plus haut, on la considérait comme formée de glycérine et d'un seul acide (acide oléique).

Sans vouloir entrer dans des détails que ne comporte pas le présent travail, nous ferons remarquer qu'aujourd'hui on sait que l'oléine n'est pas un principe rigoureusement défini, composé uniquement d'acide oléique, mais au contraire de toute une série d'acides non saturés appartenant à plusieurs séries et dont les termes les plus importants, maintenant connus, sont représentés dans le tableau suivant, avec leur formule, avec le schéma de leur série et la quantité d'iode que leurs molécules peuvent absorber :

		Formule des séries	Atomes d'iode absorbés
Acide oléique vrai	$C^{18} H^{34} O^{2}$	$C^n H^{2n} - {}^2O^{2}$	2
» linoléique (1)	$C^{18} H^{32} O^{2}$	$C^n H^{2n} - {}^4O^{2}$	4
» linolénique	$C^{18} H^{30} O^{2}$	$C^n H^{2n} - {}^6O^{2}$	6
» isolinolénique	$C^{18} H^{30} O^{2}$	$C^n H^{2n} - {}^6O^{2}$	6
» ricinoléique	$C^{18} H^{34} O^{3}$	$C^n H^{2n} - {}^2O^{3}$	2

Jusqu'ici on n'a trouvé aucun corps gras qui ne contienne qu'un glycéride d'un seul acide. Toutes les oléines sont donc complexes.

La stéarine est la partie solide des huiles ou des graisses. Pour la séparer de l'oléine, on traitera la graisse de porc, par exemple, par huit fois son poids d'alcool

(1) Hazurat a démontré que l'ancien acide linoléique est un mélange de trois acides et a laissé le nom d'acide linoléique à celui de la formule $C^{18}H^{32}O^{2}$.

bouillant d'une densité = 0,798 en décantant et en attaquant le résidu par du nouvel alcool jusqu'à ce que tout soit dissous.

L'alcool, par refroidissement, laisse déposer la stéarine sous forme de petites aiguilles. On la purifiera en la reprenant par l'alcool bouillant et en laissant cristalliser. Pour séparer le peu d'oléine contenue dans la stéarine, on agite celle-ci avec de l'eau et on la soumet à une température assez basse pour figer la stéarine. Cette opération suffit pour séparer l'oléine de la stéarine dans toutes les graisses.

La stéarine est blanche, insipide, inodore lorsqu'elle n'a pas été exposée au contact de l'air.

Les propriétés des stéarines varient suivant la graisse d'où elles ont été extraites, relativement surtout à leur point de fusion, leur solubilité dans l'alcool et la quantité de matière saponifiée qu'elles donnent. Voici d'après Chevreul un tableau comparatif des diverses stéarines :

| | | Le thermomètre | | 100 parties d'alcool | | |
		descendit à	remonta à	bouillant à 0,7952 ont dissous	Graisse saponifiée	Matière soluble
STÉARINES	humaine	47⁰	49⁰	21,50	94,9	5,1
	mouton	40⁰	43⁰	16,07	94,6	5,4
	bœuf	39⁰5	44⁰	15,48	95,1	4,9
	porc	38⁰	43⁰	18,25	94,65	5,35
	oie	50⁰	masse compacte	36	94,4	5,65

L'acide stéarique se forme par la réaction de la potasse sur la stéarine en présence de l'eau. Le savon obtenu est traité à froid par le double de son poids d'alcool à 0,821 lequel s'empare de l'oléate de potasse. Après vingt-quatre heures on filtre et l'on a soin de laver le filtre également avec de l'alcool.

Le stéarate sera séparé des palmitates par de l'alcool bouillant et le dépôt formé repris par une nouvelle quantité d'alcool bouillant. Le palmitate de potasse est dissous, le stéarate précipité. On le met en liberté au moyen de l'acide chlorhydrique.

L'acide stéarique est blanc, incolore, inodore, plus léger que l'eau dans laquelle il est insoluble. Il fond à 70° et cristallise en aiguilles brillantes par refroidissement. Il rougit le tournesol à chaud et se dissout dans l'alcool à 70°.

L'acide margarique ou mieux palmitique est tout formé dans le gras de cadavre. On le prépare en traitant la graisse de porc ou mieux la graisse humaine par la potasse. Cette dernière graisse est préférable, attendu qu'elle ne produit par cette réaction que des acides oléique et palmitique et que la séparation du premier s'effectue aisément au moyen de l'alcool. L'acide a un aspect nacré. Il fond à 60°, est insoluble dans l'eau, très soluble dans l'alcool et rougit le tournesol à chaud.

Il n'est pas sans intérêt de faire remarquer que, par oxydation, ces acides donnent toute une série nouvelle, les oxyacides gras qui, eux aussi, se retrouvent dans les parties liquides des graisses. Ainsi, jusqu'à présent, on a isolé les oxyacides suivant des huiles :

ACIDES			Points de fusion
Dioxystéarique	$C^{18} H^{34} (OH)^2 O^2$	137°	
Tétraoxystéarique	$C^{18} H^{32} (OH)^4 O^2$	203°	
Hexaoxystéarique, acide linusique	$C^{18} H^{30} (OH)^6 O^2$	173° — 175°	
» acide isolinusique	$C^{18} H^{30} (OH)^6 O^3$	173° — 175°	
Trioxystéarique	$C^{18} H^{33} (OH)^3 O^2$	140° — 142°	
Isotrioxystéarique	$C^{18} H^{33} (OH)^3 O^2$	110° — 111°	

Il nous paraît certain que la plupart de ces corps, dont l'étude n'a pas été faite au point de vue de la graisse humaine, doivent se retrouver dans celle-ci et que c'est à leur présence, à leur quantité plus ou moins variable, que nous devrons rapporter les variations si remarquables que nous trouverons dans sa constitution.

CHAPITRE II

Détermination spécifique des graisses
Procédés anciens

Quand nous envisageons la diversité d'origine des substances grasses animales ou végétales, la variété de leur mode d'extraction (par pression, à chaud, à froid, par dissolution dans des dissolvants appropriés), nous nous représentons de suite la difficulté de les caractériser, de déterminer leur identité, de les essayer, de les comparer entre elles et nous nous expliquons les procédés empiriques mis en usage par les expérimentateurs et sur lesquelles sont fondées actuellement encore une foule de recherches.

Ces procédés que nous allons examiner sont au nombre de trois.

1° *Procédés organoleptiques.* — Ces procédés basés sur l'examen de l'odeur, du goût et de la couleur d'une huile ou d'une graisse ne donnent jamais de résultats satisfaisants. Comment peut-il en être autrement puisque nous savons qu'ils peuvent varier, avec l'ancienneté, la provenance, le mode de préparation, l'état de conservation de cette huile ou de cette graisse.

2° *Procédés physiques*. — Si nous abordons les procédés physiques, nous obtenons des résultats plus réels et des indications plus positives. Nous connaissons quel excellent parti, pour l'identification des corps gras, certains expérimentateurs ont su tirer de la détermination de leur densité, de leur point de fusion ou de solidification.

Densité. — La détermination de la densité, malgré des variations légères dues, pour quelques huiles seulement, à leur mode d'extraction ou à leur degré de pureté, nous donne des résultats d'une valeur indiscutable.

Examinons les divers procédés qui ont été employés pour cette détermination.

Différents aréomètres spéciaux ont été construits dans le but de prendre la densité des corps gras. Je ne les citerai que pour mémoire en ajoutant que, quoique fort exacts, ces instruments ne permettent pas d'effectuer des opérations aréométriques précises, étant donné la viscosité des substances à déterminer. Ce sont les oléomètres de Lefèvre, de Laurot, de Gobley, le densimètre de Massie, l'aréomètre thermique de Pinchon. Une détermination plus rigoureuse et plus scientifique résulte de l'emploi de la balance de Mohr-Westphall, de la balance aréothermique de MM. Dalican et d'Eudiville et surtout de la méthode du flacon, celle dont nous nous sommes servi pour prendre la densité de la graisse humaine.

Point de fusion. — Quant au point de fusion, les méthodes qui ont servi à le déterminer et que nous allons exposer en quelques lignes, sont bien moins précises.

En effet elles ne peuvent s'appliquer qu'à une certaine catégorie de substances grasses puisqu'elles sont basées soit sur un certain degré de transparence, soit sur une certaine mobilité des particules graisseuses. De grandes différences sont observées pour les points de fusion de chaque graisse en particulier suivant les méthodes de détermination employées. Je n'en donne pour exemple que le point de fusion du suif de bœuf qui oscille entre 37° et 59°,6.

Si l'on doit attribuer de petites différences à la variabilité naturelle de graisses considérées comme produits d'élaboration d'organismes vivants, on ne peut cependant les croire aussi grandes. D'autre part, d'après Wimmel, certaines graisses (porc, mouton, bœuf) ne sont transparentes qu'à une température de plusieurs degrés plus élevée que ne l'exige leur point de fusion. Ce fait a lieu précisément pour la graisse humaine.

Voici quelles sont ces méthodes :

1° La graisse fondue est aspirée dans des tubes capillaires. Lorsqu'elle est solidifiée, on plonge ces tubes dans un vase rempli d'eau. On chauffe lentement et sur un thermomètre immergé on note la température à laquelle la graisse devient transparente.

2° *Procédé de Pohl.* — La boule d'un thermomètre est recouverte d'une couche de graisse puis plongée dans de l'eau que l'on chauffe graduellement. On note la température à laquelle la graisse se détache. D'après Rüdorff, ce procédé serait le meilleur à la condition toutefois que la couche de graisse entourant la chambre thermométrique fût au moins de deux millimètres d'épaisseur.

3° Procédé de Bouis. — La graisse liquéfiée est introduite dans des tubes ouverts aux deux bouts que l'on porte dans l'eau lorsque la solidification est complète. Puis on chauffe jusqu'à ce que la graisse redevenue liquide soit poussée de bas en haut à la surface de l'eau ambiante par l'eau pénétrant par l'orifice inférieur des tubes. C'est le point de fusion que donne le thermomètre plongé dans l'eau. Dans ce procédé imaginé par Bouis, la température à laquelle s'élèvera la graisse dans les tubes sera d'autant plus considérable que les tubes seront plus étroits, plus ou moins longs et que la température de l'eau s'élèvera plus rapidement.

Ces méthodes sont peu exactes, sauf peut-être celle de Pohl, et nous verrons plus loin, en étudiant les procédés nouveaux d'identification des corps gras, comment en agissant, non seulement sur le corps gras lui-même, mais encore sur ses acides gras, on est arrivé à une détermination plus rigoureuse de la nature du corps gras.

Point de solidification. — Faisons de suite la même remarque pour le point de solidification et disons qu'avec les méthodes anciennes, la difficulté de le déterminer a été telle que les résultats contradictoires auxquels sont arrivés des expérimentateurs habiles et consciencieux, tels que Massie, Braconnot, Château, Chatin, l'ont mise en évidence. Nous pourrons en juger d'ailleurs par l'exposé suivant du procédé de détermination.

Pour prendre le point de solidification d'une graisse, il faut faire fondre cette graisse à une température aussi basse que possible de façon que des particules graisseuses non fondues flottent dans la masse liquide, puis on laisse se solidifier en agitant continuellement. La marche du thermomètre qui plonge dans le liquide, notée de minute en minute, indique, pour quelques graisses, que la température s'abaisse jusqu'à un certain degré puis reste constante pendant un certain temps et s'abaisse de nouveau. La graisse se solidifie pendant que la température est constante, c'est le point de solidification.

Pour d'autres graisses, la température s'abaisse jusqu'à un certain degré et la solidification est graduelle, puis elle s'élève ensuite de plusieurs degrés et la graisse devient tout à fait solide. Chez quelques-unes de ces graisses, le maximum d'élévation de la température est constant : c'est le point de solidification ; chez d'autres, cette élévation est variable et le point de solidification est indéterminé.

Mentionnons en passant les tentatives d'application de la conductibilité électrique à l'essai des corps gras faites par Rousseau et reprises par Palmieri, sans résultats plus certains d'ailleurs.

3° Procédés chimiques

Les anciens procédés chimiques, dont l'application est fondée sur des réactions purement empiriques, ne peuvent qu'exceptionnellement nous apporter des renseignements certains pour l'identification des huiles ou des graisses. Leur multiplicité, les nombreuses divergences d'appréciation auxquelles elles ont donné lieu, en sont la preuve. Ces procédés reposent en général sur une élévation de température, sur une consistance plus ou moins grande, sur une décoloration ou des colorations variées et fugaces obtenues en présence de réactifs chimiques les plus divers. Nous allons passer en revue les principaux en indiquant les auteurs qui les ont expérimentés.

Poutet en 1819 puis plus tard Kopp donnent un procédé pour reconnaitre les falsifications de l'huile d'olive en transformant rapidement l'oléine de l'huile en élaïdine solide et incolore. Ce procédé repose sur ce fait que le bioxyde d'azote naissant dégagé par du cuivre et de l'acide azotique dans un verre à précipité contenant de l'huile pure, transforme celle-ci, au bout de une à deux heures, en une masse solide et cassante ne se colorant pas en jaune foncé ou brun-jaune après un long temps. Une modification quelconque dans la densité de la masse et dans sa coloration au bout de vingt-quatre heures décèlera les falsifications.

Félix Boudet, en 1832, a mis à profit les diverses colorations et le temps nécessaire pour la solidification de certaines huiles sous l'influence de l'acide hypoazotique.

Fauré, en 1839, propose l'action de l'ammoniaque. Il dresse un tableau indiquant les expériences comparatives entre l'action de l'acide hypoazotique et celle de l'ammoniaque relativement aux couleurs et aux consistances variables que donne cet alcali aux huiles. Selon ce même auteur, le chlore distinguera les huiles végétales des huiles animales (coloration brun noirâtre pour les dernières, —

décoloration légère pour les premières). Le mélange de ces huiles donnera une solution laiteuse avec l'éther.

Selon Pénot une solution saturée à froid de bichromate de potasse dans l'acide sulfurique déterminera diverses colorations dans un mélange d'huiles.

En 1841 Heydenreich ajoute une goutte d'acide sulfurique à 66° Baumé à dix ou douze gouttes d'huile déposées sur un verre de montre reposant sur une feuille de papier blanc et note, après agitation ou sans agitation, les diverses colorations. Il agit toujours par comparaison avec une huile pure. Puis, pour compléter son essai, il détermine la densité à l'aide de l'alcoomètre de Gay-Lussac en prenant l'eau pour unité. Il part de l'huile la plus légère $D = 0.900$ (huile de suif) qui correspond sur cet instrument au 66° degré puis descend jusqu'au 34° degré qui correspond à l'huile le plus lourde (huile de ricin).

Maumené, en 1852, et ensuite Fehling se sont servis de l'élévation de température produite par le mélange d'une huile (15 à 50 gr.) avec 10 c. d'acide sulfurique à 66° pour apprécier la pureté de ces huiles.

Calvert, en 1854, se sert d'acides étendus et de lessives alcalines diluées.

Château, en 1861, répète les expériences de Calvert et ajoute quelques réactions à celles dont on s'était servi précédemment.

Nous reproduisons dans le tableau ci-contre les diverses réactions données par ces derniers auteurs.

Nous avons cru devoir rapporter ici ces réactions, si vieux jeu soient-elles, parce que dans l'étude que nous poursuivons nous n'avons pas de parti pris. Elles n'ont

HUILES	NaOH à 1340	So4H²			AzO³H		AzO³H + NaOH		PhO³H	AzO³H et SO⁴H²	EAU RÉGALE	SOUDE CAUSTIQU à 1340, + Eau réga
		à 1475	à 1.530	à 1.635	à 1.180	à 1.230	à 1.230	à 1.340				
Olive	brun pâle	verdâtre pâle	verdâtre	vert	verdâtre	verdâtre	verdâtre	masse blanche fluide	verdâtre	orange	»	masse blanc fluide
Coco	blanchâtre	»	blanc sale	brunâtre	»	»	»	masse blanche solide	»	orange pâle	»	masse blanc épaisse
Navette	blanc jaune sale	»	rose	brun	»	»	»	masse blanche liquide	»	brun foncé	»	masse visque jaune blan
OEillette	»	»	blanc sale	»	»	jaune orangé	rouge	masse rouge solide	»	vert devenant rouge foncé	»	masse rose fluide
Noix	»	brunâtre	vert	»	jaune	rouge	rouge foncé	masse rouge fluide surnageant une liqueur brune	brun jaune	rouge brun	jaune	masse orang visqueuse
Sézame	»	verdâtre	vert sale	»	jaune orangé	»	»	masse blanche visqueuse	»	vert tirant sur le noir	»	masse orangée su geant une liqueur b
Ricin	blanc	»	blanc sale	»	»	»	»	masse brune	»	»	»	masse visque rouge pâle
Chenevis	jaune brun épais	vert foncé	vert foncé	vert foncé	vert sale	vert brun	vert brun	masse jaune fluide	vert	brun	vert	masse visque brune
Lin	jaune fluide	vert	vert	vert	jaune	jaune	vert devenant brun	masse fluide	brun verdâtre	»	vert jaune	masse fluid orangée
Saindoux	blanc rose	blanc sale	blanc sale	brunâtre	»	»	jaune pâle	masse fluide blanche	»	»	»	masse fluid brune
Pieds de bœuf	blanc jaunâtre sale	jaunâtre	brunâtre sale	brun	jaune pâle	jaune pâle	brun pâle	masse fluide	»	»	jaune pâle	masse visque brun jaune
Baleine	rouge foncé	rouge pâle	rouge	brun foncé	»	»	rouge	»	rouge foncé	»	»	masse fluid orangée
Morue	»	pourpre	pourpre	»	»	»	»	»	»	»	»	»

pas une grande valeur scientifique, soit; mais dans la recherche de l'identité d'une substance en médecine légale peu importe que la vérité nous soit dévoilée par telle ou telle méthode, tel ou tel procédé rigoureux ou empirique. Quelle importance en effet ajouterons-nous à ce que telle réaction de la strychnine ou de la morphine soit empirique ou au contraire découle de vues parfaitement définies, si elle met à même le toxicologiste d'affirmer catégoriquement ou non la présence de la strychnine ou de la morphine à l'exclusion de tout autre alcaloïde.

Nous avons d'ailleurs appliqué ces procédés à nos recherches et nous verrons plus loin quels résultats ils nous ont donnés.

§ 2. — Méthodes nouvelles

Les auteurs anciens ne voyaient dans les graisses et les huiles qu'un mélange formé d'oléine, de stéarine et de palmitine (margarine). Partant de ce principe, il ne pouvait y avoir que des procédés empiriques basés sur la recherche des impuretés et des éléments accessoires trouvés dans une graisse. Mais une connaissance chimique des corps gras plus approfondie a permis de voir que ces déterminations pourraient être faites par de véritables méthodes rigoureusement scientifiques.

Ainsi le réfractomètre nous donne l'indice constant de réfraction pour chaque corps gras, ce qui nous permettra de les séparer.

Le spectroscope différencie certains principes, existants dans une huile et absents dans une autre (chlorophylle).

Le polarimètre donne également des indications précises qui serviront à les caractériser.

On ne se contente plus de prendre le poids spécifique du corps gras lui-même, mais on isole les acides gras et on en prend la densité ; on en détermine le point de fusion et le point de solidification.

Les graisses ne sont plus formées de trois acides fixes mais contiennent toutes plus ou moins les traces d'un acide volatil que l'on peut en séparer par distillation.

Ces corps gras ne sont pas toujours neutres mais au contraire plus ou moins acides et la détermination de leur acidité peut servir à en caractériser quelques-uns.

Les acides gras qui se trouvent dans les graisses n'ayant pas tous la même formule prennent à poids égaux des quantités de potasse différentes et constantes pour chaque graisse. C'est le degré saponique.

Enfin ces acides peuvent appartenir, comme nous l'avons dit, à des séries plus ou moins saturées et par conséquent peuvent absorber des quantités de brôme ou d'iode extrêmement différentes, mais assez constantes pour chaque graisse permettant de les différencier. Cette dernière détermination gagnera encore en rigueur si on la complète par la quantité qu'absorberont, en plus de l'huile, les acides gras eux-mêmes isolés.

En ajoutant toutes ces déterminations ainsi faites dans l'ordre suivant : indice de réfraction ; examen au spectroscope et au polarimètre ; poids spécifique des corps gras à 20° ; poids spécifique des acides gras ; point de fusion et de solidification des acides gras ; acidité ; indice d'absorption du brôme ; degré de Hehner, de Reichert, de Kœttstorfer, de Hübl pour les graisses, de

Hübl pour les acides gras, nous aurons un ensemble de chiffres qui par leur réunion spécifieront et détermineront les graisses. Nous allons les passer en revue.

PROCÉDÉS PHYSIQUES

Indice de réfraction. — Le degré de réfringence ou mieux l'indice de réfraction sera pris avec le réfractomètre d'Abbe qui donne par une simple lecture le degré cherché ou bien encore par l'oléoréfractomètre de H. Amagat et Ferdinand Jean qui ne donne pas à proprement parler l'indice de réfraction mais un chiffre de déviation fourni par une graduation conventionnelle.

Le *spectroscope* différenciera par ses bandes d'absorption certaines huiles à chlorophylle avec d'autres qui n'en contiennent pas ou qui en contiennent moins.

Le *polarimètre* indiquera à la lumière du sodium quelques déviations légères soit à droite soit à gauche, déviations qui pourront établir des différences tranchées entre certaines huiles.

Poids spécifique. — Le poids spécifique des huiles et de leurs acides gras sera déterminé par la méthode du flacon. Nous n'entrerons pas dans les détails de cette manipulation qui sont décrits dans tous les ouvrages de physique.

Point de fusion et point de solidification. — Les points de fusion et de solidification seront obtenus de différentes manières.

P. DAYET.   3

1ᵉʳ Procédé. — Dans un tube de verre longuement effilé et fermé à une de ses extrémités, on introduit un fragment anguleux d'acide gras. Ce tube est fixé dans un bouchon à côté d'un thermomètre très sensible et le tout est adapté à un ballon rempli d'eau que l'on chauffe doucement et graduellement. On note la température à laquelle le fragment, se détachant de la paroi du tube où il était resté fixé par ses angles, tombe dans la partie la plus effilée.

Cette température sera le point de fusion.

2ᵉ Procédé. — Il consiste à enduire d'acide gras la cuvette d'un thermomètre, puis à plonger ce thermomètre dans un ballon plein d'eau. On chauffe le ballon et l'on note : 1° la température à laquelle commence la fusion ; 2° la température pendant laquelle le thermomètre reste stationnaire ; 3° celle où la fusion est complète. La moyenne de ces trois températures indiquera le point de fusion.

On pourrait encore accoler au réservoir thermométrique un tube mince contenant un peu d'acide gras et opérer comme ci-dessus.

3ᵉ Procédé. — Celui-ci, qui permet d'opérer sur des parcelles très petites, consiste à mettre un léger fragment de la substance sur du mercure contenu dans un récipient. On plonge un thermomètre très sensible dans le mercure, on porte dans l'étuve à air chaud et on chauffe très doucement. La température sera prise au moment précis où le fragment s'étalera à la surface du mercure.

4e Procédé. — Ce procédé, plus délicat encore, consiste à introduire un fragment d'acide gras dans un tube en U. Ce tube en U, dont la partie recourbée est d'un volume assez notable, a l'une de ses branches effilée en tube capillaire et légèrement recourbée. C'est cette partie qui reçoit le corps gras à examiner; l'autre branche est fermée à la lampe.

On adapte un thermomètre à cet appareil et le tout est plongé dans l'eau. Cette eau est chauffée graduellement et l'on note la température au moment où l'air échauffé dans la partie la plus large du tube en U chasse brusquement le fragment d'acide gras dans la partie la plus effilée.

Le point de solidification sera déterminé par les mêmes procédés, mais les opérations se feront en sens inverse que pour le point de fusion.

Méthodes chimiques

Acidité. — L'acidité sera dosée en agitant 10 grammes de corps gras avec 30 à 40 c.c. d'alcool à 90° et le titre en sera obtenu avec une solution de potasse décime normale en présence de phtaléine du phénol. Cette acidité sera exprimée en *chiffre de Burstynn* qui représente le nombre de centimètres cubes de potasse normale nécessaires pour 100 d'huile.

Indice de brôme. — Cailletet a institué un procédé de dosage en poids fondé sur la propriété qu'ont les huiles de dissoudre ou plutôt d'absorber une certaine quantité de brôme.

Cinq centimètres cubes d'huile sont agités dans un tube avec 5 cc. d'une solution aqueuse de potasse à 5 pour 100 pendant 30 secondes, puis on y ajoute 16 cc. d'une solution alcoolique de brôme à 20 pour 40 d'alcool à 50° jusqu'à persistance de la coloration et on agite de nouveau pendant une minute. Le liquide coloré qui surnage est dosé avec une solution de 2 grammes essence de térébenthine dans 100 alcool à 86° versée goutte à goutte jusqu'à la décoloration et virage au blanc laiteux. On pèse pour savoir le poids d'essence de térébenthine employé.

Une modification introduite par Georges Halphen permet d'appliquer cette méthode et aux matières grasses et aux acides gras, et d'opérer avec deux solutions seulement : une solution aqueuse saturée de brôme et une solution de soude titrée et colorée à l'éosine qui servira à doser le brôme non absorbé.

La quantité de brôme absorbée rapportée à 100 parties de corps gras devient l'*indice de brome*.

MM. Schlagdenhauffen et Braun ont constaté que la méthode de Cailletet, même modifiée par Levallois, ne donnait pas des résultats identiques pour les mêmes corps gras entre les mains d'expérimentateurs différents (1). D'après eux les causes d'erreur sont : 1° la difficulté de peser 5 gr. d'huile dans un tube à essai très

___

(1) La méthode Levallois consiste à saponifier le corps gras par une solution alcoolique de potasse, à décomposer le savon par l'acide chlorhydrique, puis à ajouter de l'eau bromée jusqu'à légère coloration jaune persistante. On calcule la quantité de brome absorbée par un gramme d'huile.

petit; 2° le défaut d'une indication suffisante pour le degré de concentration de l'acide chlorhydrique; 3° l'incertitude de la fin de l'opération; 4° la perte de brôme par la burette; 5° la part qui revient à l'alcool dans l'absorption du brôme.

Ce dernier point leur semble le plus sérieux. A leur avis l'absorption du brôme par l'alcool est d'autant plus grande que le contact est plus prolongé et que la richesse de la solution du métalloïde est plus grande. Or, comme la solution bromée n'est pas constante, il faut rechercher chaque fois la valeur, d'absorption de l'alcool pour la solution bromée dont on se sert.

La différence entre l'absorption totale et l'absorption par l'alcool donnera l'indice de brôme pour le corps gras isolé.

Pour apprécier la fin de la réaction, ces chimistes se servent de la teinte bleue donnée par l'amidon en présence d'une solution moyennement concentrée d'iodure de potassium au moyen d'une solution d'hyposulfite de soude à 24,808 par litre.

Pour obvier aux inconvénients de la méthode Levallois, MM. Schlagdenhauffen et Braun ont fait une série d'expériences avec des solutions aqueuse, chloroformique et sulfocarbonique de brôme et se sont arrêtés au mode opératoire suivant :

Peser environ 2 gr. 50 d'huile, la dissoudre dans du chloroforme ou du sulfure de carbone, de façon à obtenir 50 c.c. Prendre de cette solution 10 c.c. auxquels on ajoutera successivement et par fractions une solution de brôme dans ces véhicules jusqu'à coloration jaune persistante même après agitation. Ajouter de l'iodure de potassium étendu, de l'empois d'amidon, puis titrer par la solution d'hyposulfite l'iode mis en liberté.

Les formules classiques évalueront la quantité de brôme absorbé.

Degré de Hehner. — Ce degré représente le poids des acides gras insolubles dans l'eau fourni par 100 parties de corps gras.

La quantité des acides gras fixés insolubles, étant différente pour chaque matière grasse, nous donnera pour chaque graisse une indication spécifique.

Pour cela il faut : 1° peser exactement la matière grasse; 2° la saponifier; 3° décomposer le savon à l'aide d'un acide pour mettre les acides gras en liberté; 4° laver ces acides, les peser; 5° faire les calculs et rapporter à 100 parties de corps gras.

Chiffre de Reichert. — La détermination des acides volatils à laquelle Reichert a attaché son nom, puisque nous lui devons la première application de ce procédé d'identification, est faite de différentes manières.

Tout d'abord on saponifie une quantité connue de graisse au moyen d'une solution de soude caustique additionnée d'alcool à 90°.

L'opération se fait dans un ballon de 500 c. c. adapté à un appareil réfrigérant à reflux. Lorsque la saponification est terminée, on distille l'alcool, on ajoute 100 c. c. d'eau distillée exempte d'acide carbonique et, lorsque le savon est dissous et le liquide devenu limpide, on ajoute 40 c. c. d'une solution d'acide sulfurique dont 30 c. c. doivent suffire à neutraliser la soude employée.

On introduit alors dans le ballon quelques fragments de pierre ponce et on l'adapte à un appareil à distillation. on recueille 110 c. c. de liquide dont on prélève 100 c. c. et l'on en titre l'acidité avec une solution $\frac{N}{10}$ alcaline en présence de phtaléine de phénol. On calcule sur 110 de liquide et on rapporte à 100 la quantité d'acides volatils titrés de la solution alcaline.

C'est le procédé décrit par Reichert et plus ou moins modifié dans ses détails par Meissl, Wolny, Duclaux.

Planchon ne distille pas la solution de savon, mais sature exactement l'alcali employé pour la saponification par une solution d'acide sulfurique lui correspondant. Alors, les acides gras étant mis en liberté, il titre l'acidité restant dans la liqueur par une solution de potasse ou de soude.

Ce n'est plus un dosage des acides volatils mais des acides solubles évalués en acide butyrique.

M. Bellier a imaginé un dosage des acides gras solubles et insolubles qui lui donne des résultats plus constants. Sans entrer dans les détails opératoires que l'on pourra trouver dans les annales de la *Société des sciences industrielles de Lyon 1889*, disons qu'il titre d'abord la quantité d'alcali nécessaire pour la saponification, puis il met en liberté les acides gras fixes au moyen d'une solution acide saturant exactement l'alcali. Le liquide restant ainsi que les eaux de lavage sont réunis et traités par une solution de sulfate de magnésie. Le savon magnésien qui en résulte est desséché et pesé. Son poids donne, par différence avec la quantité d'acides gras fixes, la quantité d'acides gras solubles.

Nous verrons plus tard qu'en appliquant à la graisse

humaine la recherche des acides volatils, nous avons pu la séparer de certains corps gras solides et de certaines huiles. Il est certain, en effet, que la teneur en acides volatils est bien différente pour chaque graisse et que cette détermination spécifiera chacune d'elles.

Chiffre de Kœttstorfer. — Les graisses exigent pour être saponifiées une quantité d'autant plus grande de potasse que le poids moléculaire des acides gras qu'elles renferment est moins élevé.

Cette quantité de potasse constante pour chaque graisse, mais différente pour chacune d'elles, servira à les spécifier et en examinant ce que consomme de potasse la graisse humaine, nous pourrons tirer de cet examen une indication précise servant à son identification. Pour cette détermination, Kœttstorfer saponifie 3 à 5 gr. de substance grasse par une solution alcoolique de potasse connue, puis il titre l'alcali non employé avec une solution exactement demi-normale d'acide chorhydrique. Comparativement, il met dans un flacon témoin une solution de potasse d'un volume égal à celle qui a servi à la saponification. La détermination du titre de cette solution lui donne par différence la quantité d'alcali employé pour la saponification de la matière grasse. Ce nombre de milligrammes de potasse calculé pour un gramme de graisse devient *l'indice de saponification.*

INDICE DE HUBL. — Les acides gras non saturés des graisses et des huiles absorbent de l'iode en raison directe du degré de leur saturation. Or, chaque corps gras a une composition constante et chacun d'eux absorbera une quantité d'iode qui sera toujours la même. Si donc, en mettant en présence de l'iode avec de la graisse humaine, nous remarquons qu'elle en absorbe plus que telle graisse ou moins que telle autre, nous aurons, de ce fait, un puissant moyen de la différencier de ces graisses.

Pour mesurer cette puissance d'absorption, Hübl fait absorber de l'iode aux substances grasses en solution chloroformique. Voici comment il faut procéder d'après ses indications : 0 g. 50 d'huile sont dissous dans 10 c. c. de chloroforme et versés dans un flacon à titrage bouché à l'émeri ; à ces 10 c. c. on ajoute 20 c. c. d'une solution à 5 0/0 d'iode dans l'alcool fort et 20 c. c. d'une solution à 6 0/0 de bichlorure de mercure également dans l'alcool fort, de façon à obtenir une coloration persistante. On abandonne le tout pendant deux heures au moins. A ce moment l'absorption est terminée, alors on titre l'excédent d'iode non absorbé au moyen d'une solution décinormale d'hyposulfite de soude en présence d'empois d'amidon et après addition préalable de 15 à 20 c. c. d'une solution d'iodure de potassium à 10 0/0.

Un flacon témoin contenant du chloroforme sans corps gras donnera par différence la quantité d'iode absorbée. Cette quantité rapportée à 1 gr. de substance grasse devient *l'indice d'iode.*

Au lieu d'agir sur les corps gras, on peut opérer sur les acides de ces corps gras et de ce fait le procédé est plus rigoureux et acquiert une plus grande valeur. Hübl indique, comme nous venons de le voir, deux heures pour l'absorption de l'iode ; Archbutt, six heures et un excès d'iode surtout pour les huiles, trois heures pour les saindoux.

MM. Schlagdenhauffen et Braun, dans un travail récent, ont démontré par une série d'expériences :

1° Que si on fait varier la durée de contact sans modifier la proportion des matières en présence, l'absorption de l'iode est complète en deux heures ;

2° Que si on fait varier la proportion des matières en présence sans modifier la durée du contact, les indices d'iode varient avec la proportion des matières en présence.

Ces expériences résultent de l'action d'une solution chloroformique d'huile sur une solution chloroformique d'iode. Si on fait agir dans les mêmes conditions une solution sulfocarbonique d'huile sur une solution sulfo-carbonique d'iode, les résultats sont presque les mêmes. Dans le premier cas, l'absorption a lieu en quatre heures au lieu de deux heures, mais dans le second cas, l'indice d'iode varie également lorsqu'on fait varier la proportion des matières grasses.

3° Que si l'on met en présence, comme l'a fait Hübl, une solution alcoolique de sublimé, l'absorption de l'iode est terminée en quelques minutes (cinq minutes environ);

4° Que si l'on fait varier la proportion des matières en présence, les indices d'iode restent constants, quelle que soit la proportion des composés du mélange, à la condition toutefois qu'il y ait une quantité suffisante de sublimé en présence de l'iode.

Si nous examinons ces différents procédés, nous sommes dès le début frappés de l'application que nous en pouvons faire pour l'étude qui nous occupe.

Il semble en effet que nous devons nous montrer satis-fait de ces coefficients constants d'identité, analogues aux

« *constantes* » qui régissent certains phénomènes physiques et qui ne varient pas entre les mains des expérimentateurs qui les ont observés.

Ces procédés exigent peu de substance pour être mis en action. Une fraction minime nous suffit pour déterminer soit l'indice d'iode, soit celui de Hehner ou de Kœttstorfer. Un fragment léger d'acide gras permettra de prendre son point de fusion et de solidification. Quelques centigrammes nous donneront son indice de réfraction. Sa densité elle-même pourra être déterminée dans certains cas heureux où le hasard mettra un peu plus de substance à notre disposition.

Nous devons dire pourtant que, malgré leur grande valeur d'analyse, ces constantes n'ont pas donné tous les résultats que l'on en attendait et que notamment P.-S. Girard taxe d'infidèle le procédé de Hübl, en lui préférant le dosage par le brôme.

Ces préliminaires étant posés, nous pouvons passer à l'application de ces procédés à l'étude de la graisse humaine.

CHAPITRE III

De la graisse humaine

Les chimistes ont peu étudié la graisse humaine, non seulement au point de vue médico-légal, mais encore d'une manière plus générale pour la comparer aux autres graisses.

Chevreul pourtant s'en était occupé lors de ses immortels travaux sur les corps gras et nous avons vu, à propos de la stéarine, qu'il différencie par des caractères assez nets la stéarine humaine des stéarines des autres graisses animales.

En parcourant les auteurs, on note à peine quelques lignes sur ce sujet et ce n'est que pour constater dans cette graisse l'abondance des acides palmitique et stéarique, sans autres indications intéressantes.

Dans Gauthier, nous trouvons un mot pour dire que la graisse humaine est fluide et qu'elle conserve sa fluidité jusqu'à — 16°. Nous verrons plus tard que ce point de solidification n'est pas exact pour toutes les graisses humaines.

En Allemagne, on s'est beaucoup plus préoccupé de la question et dans le grand traité de chimie organique de Beilstein, *Handbuch der organischen Chemie*, nous trouvons les détails qui suivent et qui nous offrent en l'espèce le plus grand intérêt.

La graisse humaine contient particulièrement de la palmitine à côté de la stéarine et de l'oléine, moins pourtant toutefois que le suif de mouton. (Heintz).

La graisse des nouveau-nés contient trois fois autant d'acides gras solides que la graisse des adultes (Langer M 2.290). Comme acides gras volatils, on ne trouve qu'un peu d'acide butyrique et d'acide caproïque. La proportion de ces acides gras volatils liquides varierait entre 0,02 et 0,2 pour cent.

Cent parties de ces acides gras solides contiennent selon Langer :

ACIDES			
	oléique	67.75	89.80
	palmitique	28.97	8.16
	stéarique	3.28	42.00

La graisse du tissu cellulo-graisseux sous-cutané contient pour cent :

ACIDES			
	oléique	79.80	
	stéarique		
	palmitique	15	à 17

La graisse des épiploons contient pour cent :

ACIDES			
	oléique	74.4	à 76.6
	stéarique		
	palmitique	20	à 22

Celle du lipome :

ACIDES
- oléique 67
- stéarique
- palmitique } 28   à 2?)

Celle de l'embolie pulmonaire :

ACIDES
- oléique 73.2   à 76.1
- stéarique
- palmitique } 14

Celle du foie gras :

ACIDES
- oléique 65
- stéarique
- palmitique } 29

Lebedew. II. 6. 144.

A défaut d'indications suffisantes, nous avons établi nous-mêmes les caractères organoleptiques de la graisse humaine.

Les graisses qui ont servi à nos investigations ont été prises dans nos amphithéâtres de la Faculté de médecine.

Nous ne pouvons manquer de faire observer que nous n'avons pas toujours eu comme nous l'aurions voulu des cadavres d'hommes morts en pleine santé, comme cela eût été désirable pour un travail d'identification de ce genre, mais qu'un assez grand nombre d'entre eux provenaient d'invidus morts de tuberculose ou d'une affection chronique quelconque. Nous avons eu soin de signaler, chemin faisant, pour chaque cas particulier, quand nous l'avons pu, les conditions spéciales de notre sujet.

Par analogie avec le traitement que l'on fait subir aux substances graisseuses solides pour les libérer des membranes alvéolaires qui enveloppent les cellules adipeuses, nous avons fait subir à ces graisses une coction dans l'eau distillée jusqu'à évaporation complète de l'eau, puis nous avons repris la masse graisseuse par de l'éther à 56°. Le liquide filtré a été évaporé au bain-marie constant, desséché pendant deux ou trois heures, puis introduit dans des flacons bien bouchés.

Dans le but de varier le manuel opératoire nous avons traité six de ces graisses directement par l'éther sans décoction préalable dans l'eau distillée. Après avoir évaporé rapidement l'éther nous constatons dans le liquide restant la présence de trois couches distinctes : une supérieure, semblable à l'huile d'olive ; une moyenne, aqueuse légèrement trouble ; une inférieure cristallisée, dense, épaisse, tantôt blanche comme de la stéarine, tantôt blanc-jaunâtre.

Si on soumet ce liquide graisseux à une évaporation plus prolongée, la couche aqueuse disparaît et ces graisses présentent l'aspect physique de celles traitées comme nous l'avons dit plus haut et que nous allons décrire.

Caractères organoleptiques

La graisse humaine tout récemment préparée se présente à nous sous l'aspect d'une huile claire transparente d'une coloration qui, si nous partons de la graisse du nouveau-né pour aller à celle du sujet de 35 ans, varie du jaune clair très pâle en s'accentuant jusqu'au jaune ambré couleur huile d'olive, quelquefois jusqu'au jaune-brunâtre ou rougeâtre, comme si elle était colorée légèrement par la matière colorante du sang.

Fluide pendant un laps de temps variable, cette huile laisse déposer au fond du vase un dépôt cristallin assez abondant, coloré en jaune variant du jaune pâle presque blanc au jaune citron, au jaune sale et au jaune brunâtre. Ce dépôt s'accentue rapidement pour certaines graisses et l'ensemble présente alors tantôt un aspect pâteux demi-liquide, comme la graisse des nouveaux-nés et celle du lipome, tantôt un peu plus solide, comme celles du cœur, du rein et du foie. Cette dernière est colorée en brun assez foncé, probablement par les pigments biliaires.

Une des graisses de nouveau-né entièrement soluble une première fois dans l'éther a laissé ensuite déposer une substance insoluble dans ce dissolvant. Ce fait ne s'est pas présenté pour l'autre graisse de nouveau-né. Au bain-marie, toutes deux se liquéfient bien, mais après un temps assez court, elles se prennent en masse sans couche huileuse surnageante.

La graisse des sujets de 33 et 35 ans chauffée au bain-marie se liquéfie complétement mais conserve un aspect louche. Après un quart d'heure de refroidissement elle commence à se précipiter et à se séparer en deux couches. La supérieure moins dense n'a toutefois aucune tendance à s'éclaircir complètement.

Dans des conditions identiques la graisse des sujets de 11 ans et demi, de 18 et de 25 ans ne devient jamais transparente. Elle se sépare de même en deux couches et se précipite plus rapidement que les graisses de tout autre âge, sauf pourtant les graisses de nouveau-né.

A partir de 40 ans les graisses se liquéfient mieux et restent plus longtemps claires, si bien que quelques-unes d'entre elles ont pu se maintenir transparentes pendant quatre, six, sept heures; d'autres dix et douze heures; l'une d'elles, celle du sujet de 45 ans, pendant plus de 30 heures.

Il importe de signaler ces curieuses différences d'aspect et de manière de se comporter de graisses prises à divers âges de la vie et restant d'autant plus facilement et plus longtemps fluides et limpides que les sujets qui les ont fournies sont plus âgés.

Nous devons ajouter qu'à quelques rares exceptions près, ces diverses graisses deviennent transparentes entre 39° et 42°.

La graisse humaine a une odeur peu prononcée, légèrement désagréable lorsqu'on la chauffe. Elle rappellerait l'odeur de la graisse de porc un peu rancie.

Sa saveur est particulière; celle d'aucune huile ou d'aucune graisse ne pourrait lui être comparée. Du reste, nous ne saurions rien affirmer à cet égard, parce que la graisse humaine, provenant de débris traités par l'éther, semble conserver longtemps l'odeur que lui communique ce liquide et peut-être de ce fait, en suite d'une combinaison organique inconnue, son odeur et sa saveur spéciales en sont-elles changées.

CARACTÈRES D'APRÈS LES PROCÉDÉS ANCIENS. — Nous avons eu soin d'essayer les graisses des diverses régions ou organes d'après les procédés plus ou moins empiriques usités autrefois. Ces procédés nous ont donné les réactions suivantes :

ACIDE SULFURIQUE. — Coloration verdâtre, vert sale, jaune, légèrement brunâtre, puis rouge terre de Sienne. Le mélange s'épaissit au bout de quinze minutes.

La graisse du lipôme donne une coloration brunâtre, celle du foie une coloration vert foncé : dans les deux cas le mélange s'épaissit immédiatement.

Si on verse sur de l'acide sulfurique répandu à plat dans une soucoupe, l'une après l'autre, cinq gouttes de graisse humaine, voici ce que l'on observe : la goutte projetée se décolore instantanément et disparaît, mais, autour d'elle comme centre, il se fait une onde concentrique dont les bords ont une coloration jaune foncé sale.

Vu sur le fond blanc de la soucoupe, l'acide prend une teinte rose qui disparaît au bout d'un quart d'heure, mais la teinte jaune sale persiste et gagne peu à peu tout le liquide.

ACIDE CHLORHYDRIQUE. — Un volume d'acide chlorhydrique à 23° additionné de 0,05 centigr. de sucre est agité avec deux volumes de graisse pendant cinq minutes (Baudoin).

Nous n'obtenons pas de précipité mais deux couches liquides. L'une supérieure, d'un blanc laiteux trouble, correspond au volume de la graisse, l'autre inférieure, claire et transparente, correspond à celui de l'acide. La couche inférieure devient noire au bout de quelques jours. Sous l'influence de ce réactif, l'huile d'olive se colore en rose, l'huile de sésame en rouge cerise.

ACIDE AZOTIQUE. — Décoloration presque complète. Dans un tube à essai le liquide surnageant est légèrement coloré en vert

ACIDE AZOTIQUE FUMANT. — Décoloration complète.

ACIDE PHOSPHORIQUE SIRUPEUX. — Coloration verte avec reflet bleuâtre évident quelquefois vert jaunâtre.

Dans d'autres cas, décoloration instantanée ou bien décoloration au bout d'un certain temps.

BICHLORURE D'ÉTAIN. — Aucun changement de coloration. La graisse n'est pas solidifiée mais devient granuleuse. L'addition d'acide sulfurique, en plus ou moins grande quantité, tantôt produit la décoloration de la graisse, tantôt sa coloration en piqueté brun terre de Sienne.

MÉLANGE SULFURICO-NITRIQUE. — Décoloration complète et instantanée. Ce réactif colore l'huile d'olive en jaune clair, l'huile de sésame en vert pré foncé, l'huile d'œillette en rouge brique et l'huile de colza en brun rougeâtre.

Ces diverses colorations établiront une différence telle entre ces corps gras et la graisse humaine que la confusion serait impossible.

POTASSE OU SOUDE CAUSTIQUE. — Tantôt la graisse n'est pas décolorée, tantôt elle est décolorée. La saponification est rapide si l'on met en présence parties égales de graisse et de réactif mais si ce dernier est en excès, on voit un mélange de gouttelettes, les unes incolores, les autres colorées, sans saponification apparente.

Si on chauffe la graisse humaine avec une solution alcoolique de potasse ou de soude, elle ne cristallise pas par refroidissement.

AZOTATE D'ARGENT. — Si on chauffe dans une capsule de porcelaine de la graisse avec un cristal d'azotate d'argent jusqu'à fusion, l'argent est réduit; on voit de nombreuses gouttelettes à éclat métallique se rassembler au fond de la capsule et la graisse se colorer en vert noirâtre puis en noir.

Si l'on chauffe davantage, la coloration noire s'accentue et la graisse s'enflamme spontanément.

Nous mélangeons 10 c.c. de graisse humaine avec 1 c.c. d'une solution contenant un gramme d'azotate d'argent dissous dans le moins possible d'eau puis étendue dans 200 c.c. d'alcool à 96° et avec 8 à 10 c.c. d'un mélange de 85 parties d'huile de colza ou de navette.

Le mélange introduit dans un gros tube à essai est mis pendant dix minutes au B. M. bouillant puis abandonné au refroidissement. Le liquide se sépare en deux couches colorées toutes deux en jaune vert et séparées l'une de l'autre par un anneau mince d'argent réduit (Procédé Bechi).

RÉACTIF DE POUTET. — Avec la graisse humaine nous obtenons une coloration vert clair. Cette graisse est complètement épaissie au bout de deux heures mais ne se solidifie pas. Après huit jours la masse n'est modifiée ni dans sa consistance, ni dans sa coloration.

Ce caractère la distingue d'un grand nombre d'huiles, dont le temps nécessaire pour leur solidification varie entre une heure et quarante heures, et surtout de l'huile d'olive, qui exige quatre heures en hiver et sept heures en été pour se solidifier.

Caractères d'après les méthodes nouvelles
Caractères physiques

Indice de réfraction. — M. le Dr L. Didelot, professeur agrégé de physique à la Faculté, a eu l'obligeance de prendre l'indice de réfraction de la graisse humaine. Voici les résultats qu'il nous a communiqués :

Les indices de réfraction de trois graisses de sujets âgés respectivement de 45, 65 et 75 ans, mesurés à la température de 20° centigr. à l'aide du réfractomètre Abbe ont donné toutes trois un indice égal à 1,470. Les graisses de trois autres sujets, qui à cette température commencent à se solidifier, n'en diffèrent que très peu ; celle du sujet de 11 ans 1/2 en plus, celles du sujet de 20 ans et des nouveau-nés en moins.

Les tableaux que nous publions plus loin à propos de la densité de la graisse humaine permettront de faire la comparaison avec l'indice de réfraction de certaines huiles.

Point de fusion et point de solidification

Le point de fusion de l'acide gras, déterminé également par M. Didelot, n'est pas fixe. L'acide gras commence à fondre à + 31° et sa fusion n'est totale que vers + 35°. C'est certainement un mélange complexe dont les composants ont un point de fusion différent les uns des autres.

L'aspect seul de ces acides gras permet cette supposition puisque l'on constate qu'à + 20° la masse est un peu molle et qu'il y a une petite quantité de liquide interposé ou surnageant à la surface.

Le point de fusion a été déterminé de deux manières :

1° En mettant un fragment d'acide gras sur la cuvette d'un thermomètre et en chauffant doucement : au moment où la fusion a commencé le thermomètre a noté + 31°; puis la température s'élevant graduellement nous avons pu constater qu'il n'y avait plus de parcelles solides en suspension dans le liquide lorsque le thermomètre accusait + 35°;

2° Plusieurs fragments ont été introduits dans un tube longuement effilé puis ce tube ainsi qu'un thermomètre très sensible ont été plongés dans un ballon rempli d'eau. Le ballon a été chauffé très doucement et nous avons vu les fragments commencer à glisser le long de la paroi du tube à + 31° et leur fusion devenir complète à + 35°.

Inversement, dans ces deux opérations, le thermomètre a indiqué + 31° au moment précis où, après un refroidissement suffisant, les acides gras reprenaient l'aspect qu'ils avaient au début de l'expérience. +31° est donc le point de solidification.

La graisse humaine préparée par l'intermédiaire de l'eau distillée et filtrée commence à se solidifier à + 13° et devient solide à + 8°. Par solidification il faut entendre, en l'espèce, un état pâteux et non une solidification vraie.

Nous avons cherché quel était le point de fusion de la partie solide de cette graisse et à quel degré se congelait sa partie liquide.

Après avoir refroidi notre graisse à 0°, nous l'avons mise entre plusieurs doubles de papier filtre et portée sous une petite presse entourée d'un mélange réfrigérant. Nous avons alors pressé doucement et de cette façon nous avons pu recueillir entre les feuilles de papier filtre un peu de graisse desséchée.

La détermination du point de fusion de cette graisse desséchée a été faite par le même procédé que pour les acides gras.

Nous avons noté une température de $+ 31°$ lorsque la graisse a commencé à fondre et une température de $+ 43°, 5$ lorsque la fusion a été complète. En opérant en sens inverse la graisse s'est solidifiée à $+ 31°$.

Pour obtenir la partie liquide de la graisse humaine, nous avons dû reprendre par l'éther à 65° le papier filtre qui avait servi à enfermer la graisse solidifiée. Nous avons fait évaporer l'éther et le liquide restant a été placé dans un mélange réfrigérant marquant $— 15°$. Ce liquide ne s'est pas congelé.

POINT DE CONGÉLATION

Pour déterminer le point de congélation, nous avons opéré sur les graisses de différents sujets dont les âges sont indiqués dans le tableau ci-dessous.

Nous avons remarqué à ce propos qu'un cristal projeté dans ces graisses ne semble pas avoir activé leur solidification. Cette remarque s'est justifiée d'une façon remarquable pour le sujet de 45 ans dont la graisse est restée très longtemps transparente après projection d'une particule solide et après agitation.

Comme moyen de réfrigération nous nous sommes servi d'un mélange à parties égales de glace pilée et de sel marin.

Points de congélation de différentes graisses humaines

AGE	Consistance pâteuse à	Consistance plus ferme à	Consistance solide à
Nouveau-né	+ 5	— 5	— 10
11 1/2	0	— 9	— 15
20	— 5	— 13	— 16
35	— 5	— 14	— 16
45	— 11	— 17	n'est pas solidifiée à — 19
65	— 10	— 13	— 19
76	— 9	— 11	— 13

Densité. — Nos déterminations ont porté sur les graisses des mêmes sujets qui ont servi à mesurer l'indice de réfraction, sauf sur les graisses de nouveau-né et d'enfant de onze ans et demi, dont il ne nous restait qu'une quantité insuffisante.

La densité prise par la méthode du flacon a été pour les âges ci-dessous :

$$20 \text{ ans } 0,915,2$$
$$45 \quad — \quad 0,912,5$$
$$65 \quad — \quad 0,912,9$$
$$76 \quad — \quad 0,916,1$$

Dans le tableau ci-dessous, nous mettons en regard l'indice de réfraction, le point de fusion, la densité et le point de congélation de la graisse humaine.

Age	Indice de réfraction	Point de fusion des acides gras	Densité	Congélation
Nouveau-né				— 10
11 ans 1/2				— 15
20 »		Entre +31 et +34	0.9152	— 16
45 »	1.470		0.9125	Non solid. à -19
65 »	1.470		0.9129	— 19
76 »	1.470		0.9161	— 13

Pour faciliter les comparaisons nous publions ce second tableau extrait du livre de MM. Girard et Dupré :

Analyse des substances alimentaires et recherche de leurs falsifications

Huiles	Densité à + 15°	Correction à faire subir par degré de température	Acidité	Déviation au réfractomètre de Abbe
Olive	0.9155 à 0.9175	0.0064		1,470
Arachide . .	0.917 à 0.918	0.0065	4.4 à 8	1,469
Coton	0.923 à 0.925	0.0063	0.4	
OEillette .	0.924 à 0.925	0.0069	1.2 à 2.6	1,479
Noix	0.927	0.0074	0.3	
Faîne	0.920	0.0071	0.3	
Colza	0.914 à 0.915	0.00687		1,475
Amandes douces	0.9183	0.00695		1,471
Lin	0.9325	0.00649		1,478
Ricin	0.9645	0.00653		1,477

Ces méthodes peuvent nous donner des renseignements précis pour indentifier la graisse humaine.

L'indice de réfraction, quoique égal à celui de l'huile d'olive, la différencie assez notablement des huiles ou graisses.

Les acides gras de la graisse humaine commencent à fondre à un degré supérieur à celui nécessaire à la fusion des acides gras des autres huiles et inférieur à celui où commence la fusion de ceux des graisses solides.

Traitée par l'éther, la graisse humaine se solidifie à une température plus basse que les huiles.

Traitée par l'eau distillée et exprimée à la presse, nous avons vu que sa partie solide commence à fondre au même degré que ses acides gras et que sa fusion est complète à un degré inférieur à celui où commencent à fondre les graisses solides.

La congélation, non seulement nous différencie la graisse humaine de toutes les huiles et de toutes les graisses mais encore nous permettra d'établir une différence entre la graisse d'un nouveau-né et celle d'un adulte.

Si la densité de la graisse humaine ne permet pas de la séparer nettement de certaines huiles, elles pourra tout au moins nous donner une indication qui nous empêchera de la confondre avec le plus grand nombre des huiles et des graisses.

|Caractères chimiques

Echauffement sulfurique. — Dans un verre à pied conique, nous pesons 15 gr. de graisse humaine et dans cette graisse nous plongeons un thermomètre à gros réservoir. Ceci fait, et après avoir noté la température, nous ajoutons d'un seul coup avec une pipette 15 gr. d'acide sulfurique d'une densité $= 1,850$ et nous agitons le mélange avec le thermomètre lui-même. La température monte et nous observons son maximum d'élévation. Défalcation faite du degré indiqué par le thermomètre avant l'opération nous constatons que la température s'est élevée de 39° : ce chiffre 39 est donc le degré d'échauffement sulfurique. Pour l'huile d'olive, le degré d'échauffement sulfurique varie suivant les auteurs entre 37,7, 41 et 42. Pour les autres huiles, ce degré est notablement supérieur.

ACIDITÉ. — Pour déterminer l'acidité nous avons agité dans un ballon 10 gr. de graisse avec 40 c. c. d'alcool à 90° puis nous avons titré la liqueur avec une solution décime normale de potasse en présence de phtaléine de phénol. Cette acidité exprimée en nombre de centimètres cubes de potasse employée pour 100 c. c. de graisse est représentée par 0.8415 (chiffre de Bürstynn).

Si elle est calculée par rapport à l'acide oléique contenu dans 100 gr. de graisse, nous trouvons le chiffre de 0,423.

INDICE DE REICHERT

ACIDES VOLATILS. — Dans un ballon en verre de bohéme d'une capacité de 500 c. c. nous introduisons 3 gr. de graisse prise sur des sujets de 25, 35 et 40 ans et nous versons sur cette graisse 60 c. c. d'une solution de 40 gr. de potasse dans un litre d'alcool à 90°. Nous chauffons au bain-marie en agitant continuellement et en condensant les vapeurs dans un réfrigérant à reflux.

La saponification achevée, ce dont nous nous assurons en ajoutant quelques gouttes d'eau qui ne doivent pas troubler le liquide clair du ballon, nous évaporons l'alcool et sur le résidu nous versons 100 c. c. d'eau distillée, bouillie. Lorsque le savon est dissous et la solution bien limpide, nous mettons en liberté les acides gras fixés en ajoutant partie par partie 60 c. c. d'une solution d'acide sulfurique étendu jusqu'à ce que disparaisse juste la coloration rouge due à une ou deux gouttes de phtaléine de phénol mises préalablement dans la liqueur. Ceci fait, nous introduisons dans le ballon de petits tubes de verre d'un centimètre environ de longueur fermés à une de leurs extrémités et longuement effilés à l'autre. L'emploi de ces tubes indiqué par M. le professeur Florence favorise la distillation et on n'a plus à craindre le boursouflement et les soubresauts du liquide. Après avoir adapté un appareil à réfrigération, nous distillons de façon à recueillir 110 c. c. de liquide. Puis prenant 100 c. c. de ce liquide filtré nous en dosons l'acidité avec la potasse décime normale en présence de phtaléine.

Le nombre de centimètres cubes employés augmenté d'un dixième nous a donné le chiffre d'acides volatils qui a été pour une première opération de 0,617 pour 100 gr. et pour une deuxième, de 0,605.

La plupart des huiles ne renferment que des traces d'acides volatils. Leur chiffre varie de 0,5 à 3. Le suif de bœuf et de mouton n'en contient que 0,2 ; le saindoux n'en contient pas. La graisse humaine en contient davantage que ces corps gras solides et beaucoup moins que certaines huiles (huiles de ricin, coco, palmiste, huile de poisson) et surtout que le beurre (26 à 32).

Indice de Hehner. — Pour déterminer l'indice de Hehner, c'est-à-dire la quantité d'acides gras fixes contenus dans un gramme de graisse humaine, nous avons opéré de la façon suivante.

Nous pesons très exactement 0,25 centigrammes de graisse dans une cupule de verre tarée et nous introduisons contenant et contenu dans une capsule en verre de bohême de préférence à une capsule de porcelaine parce qu'on peut mieux suivre les divers temps de la saponification.

Nous ajoutons alors 10 c.c. d'une solution faite avec soude pure 6, eau distillée 6, alcool à 80 degrés 80 c.c. On peut, après agitation, soit enlever avec une pince la cupule de verre en ayant soin de la laver avec un peu d'alcool à 90° de façon à détacher les gouttelettes qui peuvent y adhérer, soit la laisser dans le fond de la capsule car elle ne gêne pas l'opération.

Nous portons la capsule sur un B.M. et nous agitons pendant toute la durée de la saponification qui s'opère en un quart d'heure environ. Nous évaporons à siccité et nous versons sur le résidu 50 à 60 c.c. d'eau bouillante. Lorsque le savon est dissous, nous ajoutons en plusieurs fois dans la capsule laissée au B M 6 c.c. d'une solution à 20 pour 100 d'acide chlorhydrique puis nous laissons refroidir.

Les acides gras surnageant sont jetés sur un filtre, lavés à l'eau bouillante jusqu'à cessation de réaction acide. Le filtre est sorti de l'entonnoir, placé dans un verre de montre exactement taré au préalable, porté à l'étuve et desséché pendant plusieurs heures entre 105° et 110° jusqu'à ce que plusieurs pesées successives n'accusent pas de changement de poids.

Comme nous opérions sur plusieurs graisses à la fois nous avons eu soin de peser tous les filtres employés et de les rendre de poids égaux. L'un d'eux ne contenant pas d'acide gras était porté à l'étuve, desséché le même temps que les autres et servait de témoin pour les pesées.

Nous avons préféré opérer ainsi que de laver les filtres à l'éther, comme le conseillent quelques auteurs, et de faire évaporer dans des verres de montre. En effet, après plusieurs lavages à l'éther et alors que l'on croit que tout l'acide gras est dissous, on en constate encore des traces dans ce dissolvant. D'autre part, l'évaporation rapide entraîne des parcelles d'acide gras sur les bords des verres de montre et même sur leur surface extérieure.

Nous avons adopté cette quantité de 0.25 centigrammes de graisse qui correspond mieux aux petits fragments de substance que nous pouvons avoir à notre disposition dans une expertise médico-légale. Pour deux graisses seulement nous avons agi sur la quantité tombant sur le plateau de la balance, quantité qui s'est trouvée être de 0,11, 0,19, 0,17, 0,22 centigrammes. Dans ces conditions les résultats ont été sensiblement les mêmes que pour 0,25 centigrammes.

La température pendant ces manipulations a oscillé entre 19° et 21°.

Le tableau ci-dessous indique pour chaque âge et pour chaque organe examiné en particulier la quantité d'acides gras contenus dans un gramme de graisse ou indice de Hehner.

Indice de Hehner

AGE	Acides gras desséchés	Moyenne pour chaque graisse
Nouveau-né.	84	
	80	
	76	
	84.4	81.4
11 1/2	86	
	82	
	88	85.3
18	80.32	
	84.8	82.56
20	80	
	84	82
25	84.8	
	82.4	83.6
35	80	
	86	
	88	
	84	84.5
40	77	
	88	
	84	
	80.8	
	80.4	83.64
45	76	
	76	
	83	
	80	78.75
30	80	
	84	82
53	80.4	
	84	82.2
65	87.68	
	88.8	88.24
70	80	
	78	79
76	84	
	80	
	82	82

Organes	Acides gras desséchés	Moyenne pour chaque graisse
Foie . . .	68	
	72.8	70.4
Rein . . .	88.4	
	84	86.2
Cœur . .	88.2	
	88	88.1
Lipome	72	
	76	74

L'indice de Hehner est très faible si nous le comparons à celui qui nous est fourni par la plupart des huiles et des graisses et qui varie entre 94,5 et 96. Pour le beurre cet indice peut s'abaisser jusqu'à 85,25 et s'élever jusqu'à 89,95. Cette proportion d'acides gras fixes du beurre pourrait peut-être prêter à une confusion, impossible avec les huiles et les graisses, mais bien d'autres caractères le différencient d'avec la graisse humaine.

INDICE DE HUBL. — Pour déterminer l'indice de Hübl ou indice d'iode, nous pesons dans une petite cupule de verre 0,25 centigr. de graisse humaine ou bien, pour quelques graisses, 0,11 0,16. 0,9 centigr. puis nous introduisons la cupule dans un flacon de 250 c.c. bouché à l'émeri de façon à éviter l'absorption de l'iode par les bouchons de liège. Nous versons 10 c.c. de chloroforme pour dissoudre la substance grasse puis 20 c.c. d'un mélange à parties égales d'une solution d'iode à 5 pour 100 dans l'alcool à 90 et d'une solution à 6 pour 100 de sublimé également dans l'alcool à 90°. Ce mélange peut être fait immédiatement avant l'emploi. Nous n'avons pas observé en effet qu'il y eût un résultat différent lorsque le mélange est extemporané ou lorsqu'il a été préparé quarante-huit heures à l'avance. Dans les deux cas il ne se fait aucun précipité et la liqueur reste parfaitement claire.

Nous introduisons en même temps dans un flacon qui nous servira de témoin 10 c.c. de chloroforme et 20 c.c. du mélange iodo-mercurique de manière à ce que nous ayons par différence l'iode absorbé dans les autres flacons sans avoir à nous préoccuper du pouvoir d'absorption du chloroforme pour l'iode.

Ceci fait, nous abandonnons nos flacons pendant un temps variant entre cinq minutes et six heures puis, après avoir versé dans chacun d'eux 15 c.c. d'une solution d'iodure de potassium à 10 0/0, nous titrons l'iode non absorbé avec une solution décime normale d'hyposulfite de soude en présence d'une solution d'empois d'amidon. Le flacon témoin nous donne par différence la quantité d'iode absorbé.

Nous avons pu nous assurer de la justesse de l'observation de MM. Schlagdenhauffen et Braun qui disent que l'absorption est faite en cinq minutes. Sans même procéder à un titrage, on voit en effet par transparence le liquide des flacons contenant la graisse devenir manifestement plus clair que celui du flacon témoin au bout de ce laps de temps.

Nous avons dressé le tableau suivant de l'indice d'iode des différentes graisses sur lesquelles nous avons expérimenté

Cet indice d'iode nous permettra non seulement de séparer nettement la graisse humaine des autres corps gras mais encore de dire si cette graisse provient d'un nouveau-né ou d'un adulte. En effet si, d'une manière générale, quelques graisses solides, telles que la graisse de bœuf, de mouton, ont un indice d'iode inférieur même à celui de la graisse de nouveau-né, les autres graisses et toutes les huiles ont un indice bien supérieur. Nous voyons d'autre part que l'indice de la graisse de nouveau-né est inférieur à celui de la graisse d'adulte.

A quoi peuvent tenir ces chiffres différents pour une même graisse, obtenus dans des conditions semblables de réactifs, de température et de durée d'absorption ?

Nous croyons pour notre part que les causes les plus

Indice de Hübl

AGES	Iode absorbé	Moyenne	AGES	Iode absorbé	Moyenne
Nouveau-né	52,80		45	73,66	
	50,80			70,61	
	48,76			70,61	
	49,27			72	71,72
	44,70				
	45,21		53	67,56	
	48,49			62,48	
	48,49	48,5		65,53	
				62,48	64,51
11 1/2	61,88				
	71,12		65	57,40	
	73,8	68,73		60,96	
				65,02	
18	68,07			66,76	62,53
	68,07	68,07			
			70	73,66	
20	66,54			73,66	
	66,04	66,29		75,69	
25	67,56		76	75,69	
	67,56	67,56		76,10	74,33
30	63,5		ORGANES		
	64,51	64,05	Foie	62,89	
				60,08	61,48
35	60,45				
	62,99		Rein	69,08	
	63,80			69,08	
	63	62,56		71,05	69,73
40	64,97		Cœur	71,05	
	62,48			71,05	
	62,48	62,31		71,05	
			Lipôme	55,64	
				55,64	55,64

légères influent sur la manipulation. Un peu plus ou un peu moins de liqueur iodo-mercurique ou de chloroforme peut rester dans la burette qui sert à l'expérience malgré l'attention qu'on y apporte. Les flacons eux-mêmes sont plus ou moins secs. D'autre part on peut être parfois incertain sur le moment où disparaît la coloration due à l'iodure d'amidon et mettre en plus ou en moins de la solution d'hyposulfite. Ces erreurs qui de prime abord semblent insignifiantes deviennent d'autant plus considérables que la quantité de graisse soumise à l'analyse est plus petite.

Nous constatons d'ailleurs des écarts, probablement de cette nature, dans les tableaux dressés par les auteurs les plus expérimentés.

INDICE DE KŒTTSTORFER. — Dans une série de flacons d'Erlenmeyer ou dans les flacons nous ayant servi à déterminer l'indice d'iode, nous introduisons 0,25, 0,11, 0,22 centigr. de graisse humaine pesés toujours dans une petite cupule tarée. Dans ces récipients nous versons ensuite 10 c.c. d'une solution de potasse à 40 pour 1000 c.c. d'alcool à 90°. Puis nous préparons un flacon contenant de la solution de potasse seule.

Toute la série d'essais est portée au B M et chauffée.

Nous agitons constamment jusqu'à ce que le liquide contenu dans les flacons devienne clair. Lorsque ce résultat est obtenu, nous laissons encore dix minutes ou un quart d'heure au B. M. puis, après avoir ajouté deux gouttes de phtaléine de phénol, nous titrons avec une solution exactement demi-normale d'acide chlorhydrique. La potasse consommée nous est indiquée par différence par le flacon témoin.

Voici les résultats que nous ont donnés nos graisses dans la détermination de l'indice de Kœttstorfer.

Indice de Kœttstorfer

AGES	Potasse consommée	Moyenne
Nouveau-né	504,9	
	504,9	
	583,44	
	583,44	544,17
11 1/2	618,502	
	549,780	
	560,439	576,24
18	572,22	
	572,22	
	561	568,48
20	561	
	572,22	
	572,22	568,48
25	561	
	549,78	
	549,78	553,52
30	561	
	561	
	561	561
35	556,12	
	556,12	
	556,12	556,12
40	639,94	
	605,88	622,91
45	576,09	
	576,09	
	584	578,72

AGES	Potasse consommée	Moyenne
53	594,66	
	594,66	
	583,44	590,92
65	605,88	
	594,66	
	505,88	602,14
70	650,76	
	639,94	645,35
76	572,22	
	561	568,48
ORGANES		
Foie	527,340	
	516,120	
	504,90	516,12
Rein	605,88	
	605,88	
	605,88	605,88
Cœur	493,69	
	504,9	
	504,9	501,16
Lipôme	583,44	
	480,69	
	504,9	526,51

Les huiles donnent en général un indice de Kœttstorfer qui varie entre 190 et 200 : l'indice du beurre oscille entre 220 et 233 ; celui de la graisse du bœuf, du mouton et du porc varie entre 195,2 et 195,8.

Il est facile de voir que les chiffres si élevés que nous avons trouvés pour la graisse humaine la différencieront de suite des autres corps gras.

Après avoir exposé les résultats obtenus par ces divers procédés chimiques et physiques, nous devons nous demander si ces résultats présentent entre eux une certaine relation.

D'après Thompson et H. Ballantyne, dans une graisse donnée, le saindoux par exemple, il y aurait des relations étroites entre le poids spécifique et l'indice de saponification.

Ces rapports ne se sont pas vérifiés dans nos essais. Nous n'en voulons pour preuve que les chiffres donnés par la densité et l'indice de saponification des graisses de sujets de 20, 45, 65 et 76 ans chez lesquels nous avons pu déterminer ces caractères.

D'une part, celle du sujet de 76 ans dont la densité est la plus élevée (0,9161), consomme moins de potasse que les autres graisses ; d'autre part, celle du sujet de 45 ans dont la densité est la plus faible (0,9125) consomme presque autant de potasse que la graisse des sujets de 20 et 65 ans, d'une densité pourtant supérieure.

EXAMEN MICROSCOPIQUE

Pour compléter cette étude, nous avons cru devoir pratiquer l'examen de la graisse humaine au microscope et rechercher si cet examen nous donnerait un signe précis quelconque pouvant la caractériser.

Ch. Robin, qui s'est occupé de cette question, nous donne la description suivante de l'aspect de cette graisse étudiée au microscope : Ce sont des faisceaux de tissu cellulaire reconnaissables à leurs stries parallèles, flexueuses, que l'acide acétique gonfle et rend homogènes en même temps que la striation disparaît tandis que les fibres du tissu élastique deviennent, au contraire, nettement visibles.

Sous l'influence de la putréfaction, on constate au milieu de ces faiseaux la présence de grosses cellules adipeuses de 50 µ environ de diamètre, sphériques, ovoïdes ou polyédriques par pression réciproque, à bords plus foncés que le centre qui est fortement réfringent. Si on presse la lamelle, on fait sourdre des gouttelettes graisseuses plus facilement que chez le bœuf et le mouton où l'on trouve moins de fibres lamineuses et des cellules adipeuses plus uniformément grosses, polyédriques, d'un diamètre variant entre 94 et 114 µ.

Nous avons examiné la graisse humaine sous trois aspects bien différents.

1° Un débris de graisse prise sur le cadavre. Nous constatons ces faisceaux flexueux à stries parallèles, se dirigeant dans tous les sens. Nous voyons çà et là quelques petits cristaux en masse arrondie ciliée dus à la stéarine ou à la palmitine.

Nous avons trouvé en abondance ces grosses cellules rondes à centre réfringent et à bords foncés noirs. Nous avons pratiqué la mensuration de ces cellules. Leur diamètre varie entre 45 et 55 µ.

2° *Le dépôt cristallin*. — Nous avons porté sur une lame de verre une parcelle de ce dépôt solide et nous l'avons fait fondre avec une très petite quantité de paraffine pour mieux fixer la préparation. Nous voyons que les cristaux sont jetés pêle-mêle et sans ordre pour la plupart, qu'ils s'enchevêtrent dans tous les sens et n'ont pas de direction déterminée. A côté de ceux-là, nous en voyons d'autres groupés en petites masses aiguillées, irrégulières, indépendantes ou bien en forme de houppe et ayant ce caractère d'affecter la disposition en éventail plus ou moins déployé ou en bouquet vu sous plusieurs aspects.

Ces houppes présentent en effet une forme circulaire, lancéolée, arborescente, mais tous ces cristaux se réunissent en une partie plus ou moins aiguë et régulière. Cette disposition peut se constater facilement lorsque quelques cristaux sont groupés en petit nombre.

Parfois les houppes sont réunies entre elles par un tronc commun sur lequel se branchent d'autres troncs si bien que le tout affecte une forme étoilée bizarre.

3° *Les acides gras*. — Dans les acides gras nous retrouvons ces cristaux nombreux disséminés au hasard, mais ils n'affectent jamais un groupement régulier et semblent plutôt agglomérés en un point en plus grand nombre qu'en un autre point.

Ces cristaux et ces dispositions se retrouvent dans quelques graisses, celle du bœuf, du mouton, du porc, dans un fragment de bougie et nous ne pouvons pas en tirer une indication qui nous permette d'en séparer les cristaux et les groupements que nous venons de voir dans la graisse humaine.

APPLICATION A LA MÉDECINE LÉGALE

La question qui se pose, maintenant que nous venons de passer en revue tout ce que nous ont appris la détermination des indices d'identité de la graisse humaine et le microscope, est de savoir comment nous procéderons pour les appliquer à une expertise médico-légale.

Lorsque nous serons en présence de débris graisseux non souillés par des matières étrangères, que la quantité en soit petite ou grande, nous traiterons ces débris de la façon suivante :

Après les avoir dilacérés et dissociés autant que possible, nous les mettrons dans une capsule de porcelaine avec environ la moitié de leur volume d'eau distillée et nous chaufferons doucement jusqu'à évaporation complète de l'eau.

Après refroidissement, nous agiterons la masse graisseuse avec trois ou quatre fois son volume d'éther à 65°, puis nous jetterons le tout sur un filtre et nous laverons le magma à l'éther.

La liqueur sera chauffée avec beaucoup de précaution au B. M. jusqu'à disparition complète de l'éther et le résidu porté à l'étuve et desséché pendant deux heures au moins à une température ne dépassant pas 80°.

Lorsque, grâce à une indication fortuite, nous soupçonnerons la présence de matières grasses dans des cendres, nous conseillons une manière d'opérer un peu différente. Il ne faut pas faire bouillir ces cendres dans de l'eau distillée pour éviter une saponification partielle des matières grasses sous l'influence de la potasse contenue dans les cendres. Nous les traiterons donc d'emblée par l'éther pour dissoudre les corps gras, puis nous leur ferons subir un second traitement par l'alcool fort qui dissoudra le savon s'il s'en était déjà formé. Nous évaporerons et nous dessécherons séparément les deux résidus.

Nos déterminations devront donc porter et sur la graisse obtenue par l'éther et sur les acides gras du savon obtenu par l'alcool.

Si nous avons affaire à des taches répandues sur un parquet quelconque et rendues méconnaissables par la poussière ou tout autre agent, nous aurons soin de nous livrer tout d'abord à un raclage minutieux de ce parquet. Ces débris de raclage seront mis dans une capsule de porcelaine, bouillis dans de l'eau distillée, puis le résidu sec repris par de l'éther à 65°. Pour enlever à l'éther les impuretés qu'il aurait pu entraîner, nous le laverons plusieurs fois avec de l'eau distillée dans un appareil à décantation.

Les vêtements, les linges, les chaussures sur lesquels nous aurons constaté des taches supectes seront réduits en très menus fragments, puis traités directement par l'éther à 65° sans ébullition préalable dans l'eau.

Enfin les débris retirés du sol, des égouts ou des fosses d'aisance seront brossés et lavés avec soin dans l'eau distillée froide et traités comme les fragments non souillés si nous constatons qu'ils sont encore à l'état frais. Dans le cas contraire, nous les traiterons, comme les cendres, par l'éther d'abord et par l'alcool ensuite et nous ferons nos déterminations sur les deux résidus.

Ceci exposé, nous voyons de suite que si nous avons très

peu de graisse, nous pouvons appliquer à son identification tous les procédés chimiques que nous avons étudiés, sauf celui de Reichert qui exige au moins trois grammes de substance. Beaucoup de méthodes empiriques, quelques procédés physiques, tels que l'indice de réfraction, le point de fusion des acides gras, lui sont également applicables.

Si nous avons à notre disposition une plus grande quantité de graisse, cinq ou six grammes, nous pourrons ajouter à ces procédés tous les autres.

RÉSUMÉ DE NOS RECHERCHES

Les recherches auxquelles nous nous sommes livré ne nous ont pas donné tous les résultats sur lesquels nous comptions.

Abstraction faite des réactions empiriques auxquelles nous n'attachions qu'une confiance relative, sans songer à nous appuyer non plus sur ce que pouvait nous révéler le microscope qui, en l'espèce, ne nous a permis aucune différenciation spécifique, nous pouvions espérer être plus heureux en nous adressant à ces procédés nouveaux d'identification des corps gras que nous avons mis en usage avec la plus minutieuse exactitude.

Elles se prêtent pourtant merveilleusement à une étude médico-légale, ces méthodes si rigoureuses et si précises et qui ne demandent que peu de substance pour êtres mises en jeu. Mais les graisses sont tellement complexes, l'étude en est tellement difficile que nous devons savoir nous contenter des quelques résultats importants que nous avons obtenus et que nous allons exposer.

En l'état actuel de nos connaissances, il reste difficile de préciser si un petit fragment de graisse est bien d'origine humaine.

En effet les indications que nous ont fournies nos diverses analyses se rapportent parfois exactement à des corps gras d'origine complètement différente; je ne veux citer que la densité, l'indice de réfraction, l'indice de Hübl pour certaines graisses d'adulte, qui représentent la densité, l'indice de réfraction, l'indice d'iode de l'huile d'olive. A ce propos nous ferons remarquer que cette huile est celle qui a le plus de caractères communs avec la graisse humaine. Elle s'en différencie par des réactions empiriques qui lui sont bien spéciales, par son degré saponique moins élevé, par la moins grande quantité de ses acides volatils et par le chiffre plus élevé de ses acides gras, par son point de congélation qui est toujours à 0°, par le point de solidification de ses acides gras (+ 19 à + 21).

Si nous avons une quantité suffisante de débris soumis à notre examen, comme il se peut faire après une incinération incomplète, après un enfouissement dans le sol ou des recherches dans les égouts ou les fosses d'aisance, nous pouvons dire, en nous appuyant sur un ensemble de faits, tels que : la congélation, l'indice d'iode, l'indice de saponification, le degré de Hehner, le résultat du traitement que l'on fera subir à ces débris pour en retirer la graisse, que nous avons affaire à de la graisse humaine. Le seul fait de retirer par un simple procédé physique d'un corps gras *solide*, présentant, par exemple, les caractères des graisses d'animaux en général telle que celle du porc, une graisse qui est huileuse et reste telle jusqu'à — 19°, n'est-il pas un caractère spécifique d'une haute valeur? L'indice de saponification élevé, le degré de Hehner faible ne sont-ils pas des moyens précieux d'identification?

D'autre part, étant donnée une graisse humaine liquéfiée, nous pouvons affirmer si cette graisse appartient à un nouveau-né ou à un adulte. Nous justifions notre affirmation sur sa coloration, sur la rapidité avec laquelle elle deviendra pâteuse, sur sa façon même de se comporter sous l'influence des mélanges réfrigérants, sur la détermination de son indice d'iode et de sa richesse en stéarine.

Nous proposons les conclusions suivantes.

CONCLUSIONS

1º Dans l'état actuel de la science, il est et reste difficile de préciser rigoureusement si un très petit fragment de graisse provient bien d'une origine humaine.

2º De toutes les graisses, celle qui ressemble le plus à la graisse humaine est l'huile d'olive. Mais les réactions empiriques l'en distinguent complètement, ainsi d'ailleurs que le degré saponique, 191 à 196 pour l'huile d'olive, le degré de Hehner 95,43, le degré de Reichert 0,30.

3º Par un ensemble de caractères faciles à établir si on a assez de graisse à sa disposition (au moins quatre grammes), on peut affirmer avec assez de sécurité que cette graisse provient d'un homme.

4º On peut, en se basant sur la richesse en stéarine, le

degré de congélation d'une graisse et le degré iodique, dire si cette graisse provient d'un adulte ou d'un nouveau-né.

5° Aucun caractère ne distingne une graisse pathologique d'une graisse physiologique.

BIBLIOGRAPHIE

Moniteur scientifique, 1888-1889.

Journal de pharmacie et de chimie, 1889-1891.

Handbuch der organischen Chemie : Beilstein.

Journal of the Society of chemical industry, 1890.

Analyse des matières alimentaires et recherches de leurs falsifications : Dupré et Girard.

Traité de médecine légale : Legrand de Saulle.

Les matières grasses : Beauvisage.

Union pharmaceutique, 1895.

Traité d'analyse chimique de Post, traduit par Gauthier et Kienlen.

Précis de médecine légale : Vibert.

Annales d'hygiène publique et médecine légale, 2me série, tome V : Ch. Robin.

Manuel complet du fabricant et de l'épurateur d'huiles, etc. : De Fontenelle et Malpeyre, revu par Dalican.